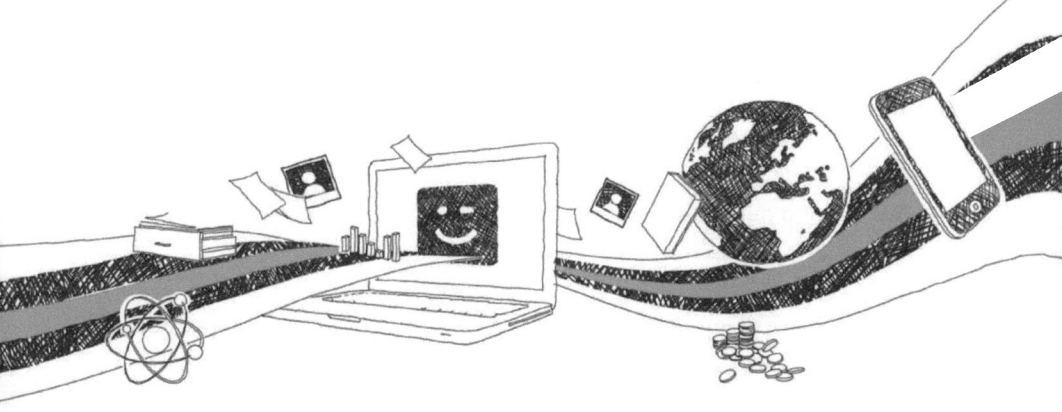
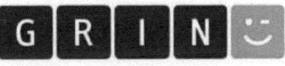

Bibliografische Information der Deutschen Nationalbibliothek:

Die Deutsche Bibliothek verzeichnet diese Publikation in der Deutschen National-
bibliografie; detaillierte bibliografische Daten sind im Internet über http://dnb.d-
nb.de/ abrufbar.

Dieses Werk sowie alle darin enthaltenen einzelnen Beiträge und Abbildungen
sind urheberrechtlich geschützt. Jede Verwertung, die nicht ausdrücklich vom
Urheberrechtsschutz zugelassen ist, bedarf der vorherigen Zustimmung des Verla-
ges. Das gilt insbesondere für Vervielfältigungen, Bearbeitungen, Übersetzungen,
Mikroverfilmungen, Auswertungen durch Datenbanken und für die Einspeicherung
und Verarbeitung in elektronische Systeme. Alle Rechte, auch die des auszugsweisen
Nachdrucks, der fotomechanischen Wiedergabe (einschließlich Mikrokopie) sowie
der Auswertung durch Datenbanken oder ähnliche Einrichtungen, vorbehalten.

Impressum:

Copyright © 2009 GRIN Verlag, Open Publishing GmbH
Druck und Bindung: Books on Demand GmbH, Norderstedt Germany
ISBN: 9783640495726

Dieses Buch bei GRIN:

http://www.grin.com/de/e-book/141984/it-beratung-im-gesundheitssystem-aus-
systemtheoretischer-perspektive

Cyrille Herve Timwo Monthe

IT-Beratung im Gesundheitssystem aus systemtheoretischer Perspektive

- Status Quo -

GRIN Verlag

GRIN - Your knowledge has value

Der GRIN Verlag publiziert seit 1998 wissenschaftliche Arbeiten von Studenten, Hochschullehrern und anderen Akademikern als eBook und gedrucktes Buch. Die Verlagswebsite www.grin.com ist die ideale Plattform zur Veröffentlichung von Hausarbeiten, Abschlussarbeiten, wissenschaftlichen Aufsätzen, Dissertationen und Fachbüchern.

Besuchen Sie uns im Internet:

http://www.grin.com/

http://www.facebook.com/grincom

http://www.twitter.com/grin_com

IT-Beratung im Gesundheitssystem aus systemtheoretischer Perspektive

- Status Quo -

Autor

Vorname: Cyrille Herve

Nachname: Timwo Monthe

Akademischer Grad: Master of Science (M.Sc.)

Datum

17. Dezember 2009

Inhaltsverzeichnis

„IT-Beratung im Gesundheitssystem aus systemtheoretischer Perspektive"
Cyrille Herve Timwo Monthe
2009

Abstract

Die wissenschaftliche Auseinandersetzung mit dem Titel *„Forschungsmetho-discher Ansatz zur Optimierung der Schnittstelle Bürger - Gesundheitsversorgung (Bü-GV) durch IT-Beratung"*[1] stelle das Ergebnis von methodischen Überlegungen zur Optimierung der Schnittstelle Bürger - Gesundheitsversorgung (Bü-GV) durch IT-Beratung im Gesundheitssystem dar.

Daran basierend dient der vorliegende Forschungsbeitrag dazu, mit Hilfe einer Basistheorie, IT-Beratung und das Gesundheitssystem sowie den Begriff Optimierung in einem geschlossenen Zusammenhang zu bringen. Das Ergebnis soll die Voraussetzung für die Entwicklung eines Lösungsansatzes zur Verbesserung der Schnittstelle Bü-GV schaffen und die Anforderung für den Lösungsansatz beschreiben.

---

1 Timwo Monthe, Cyrille Herve (2009b): Forschungsmethodischer Ansatz zur Optimierung der Schnittstelle Bürger - Gesundheitsversorgung (Bü-GV) durch IT-Beratung: Grin Verlag

1 Einleitung

Bezüglich der Bürgerorientierung kann das deutsche Gesundheitssystem vermutlich die Organisations- und Steuerungsprobleme nicht selbst bewältigen.[2] Die Einbeziehung der Beratung scheint notwendig zu sein, damit das Gesundheitssystem sich wesentlich auf sein Kerngeschäft fokussiert. Die Forschungsfrage lautet: Wie kann die Schnittstelle Bü-GV durch IT-Beratung im Gesundheitssystem optimiert und kontrollierbar gestaltet werden?[3]

Mit Hilfe des entwickelten Ablaufs zur Modellentwicklung, wie in der Abbildung 1 ersichtlich ist, soll das Lösungsmodell am Ende einer theoretischen Abarbeitung entstehen.

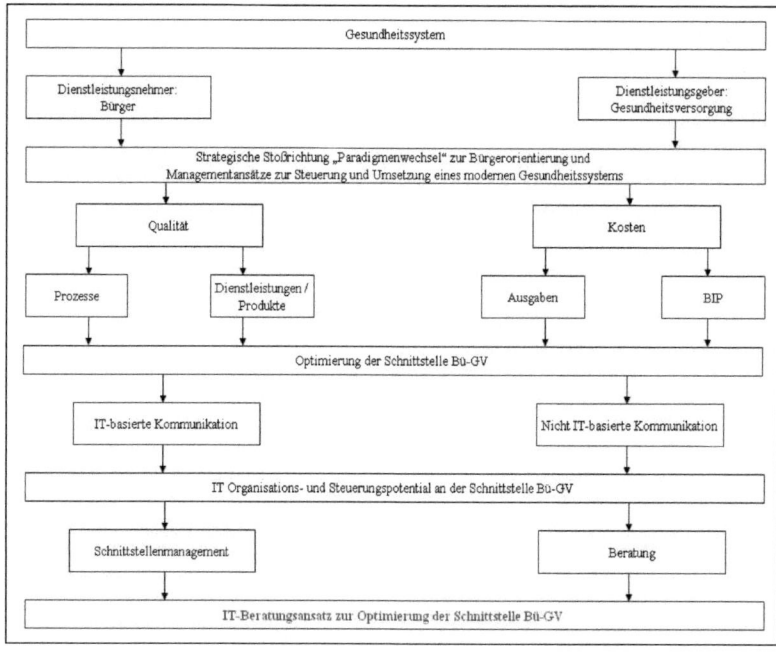

Abbildung 1: Rahmen für den Ablauf zur Modellentwicklung[4]

---

2 Timwo Monthe, Cyrille Herve (2009a): Forschungsdefizit im Gesundheitssystem für die Optimierung der Schnittstelle Bürger - Gesundheitsversorgung (Bü-GV): Grin Verlag, S. 9
3 Timwo Monthe 2009a, S. 12
4 Timwo Monthe 2009b, S. 12

Das Ergebnis der methodischen Überlegungen in der Abbildung 1 dient dazu, ein zielgerichtetes Lösungsmodell zur Optimierung der Schnittstelle Bürger - Gesundheitsversorgung (Bü-GV) durch IT-Beratung zu entwickeln und somit die Forschungsfrage zu beantworten. Die Modellentwicklung ist auf die Zielstellung des Forschungsprojektes ausgerichtet. Ziel des Forschungsprojektes ist es, zur strategischen Steuerung und Umsetzung eines modernen Gesundheitssystems unter Berücksichtigung von Dienstleistungsqualität und Kosten die Schnittstelle Bü-GV durch IT-Beratung zu verbessern.[5] Die Rahmenbedingung stellt dabei das im Jahr 2009 aktuell politische Gesundheitssystem in Deutschland dar.

Der vorliegende Forschungsbeitrag behandelt ausschließlich den ersten Schritt der Modellentwicklung (Abbildung 1). Dieser Schritt gibt vor, das Gesundheitssystem mit einer Systemanalyse zu beschreiben, um die Voraussetzung für die Verbesserung der Schnittstelle Bü-GV zu schaffen. Ziel ist es, mit Einbeziehung der Systemtheorie IT-Beratung und das Gesundheitssystem sowie den Begriff Optimierung in einem geschlossenen Zusammenhang zu bringen.

---

5 Timwo Monthe 2009a, S. 11-12

2 Gesundheitssystem

In Bezug auf die Modellentwicklung in der Abbildung 1 gilt es primär das Gesundheitssystem mit einer Systemanalyse zu beschreiben, um die Voraussetzung für die Verbesserung der Schnittstelle Bü-GV zu schaffen. Mit einem Systemtheoretischen Ansatzes soll in der Systemanalyse die Beschreibung und Darstellung der IT-Beratung im Gesundheitssystem durchgeführt werden. Dabei gilt es, die Prozesse und Struktur des Gesundheitssystems zu erforschen - also die Frage zu beantworten, welche Größen [Signale] wie [Wirkungen] miteinander zusammenhängen.

2.1 Gesundheitspolitik

Wie in der Abbildung 2 ersichtlich ist, basiert das System der sozialen Sicherung in Deutschland: a) einerseits auf drei Gestaltungsprinzipien: dem Versicherungsprinzip, dem Versorgungsprinzip und dem Fürsorgeprinzip; b) und andererseits auf drei Wirkprinzipien: Äquivalenzprinzip, Solidaritätsprinzip, Subsidaritätsprinzip.

Prinzipien der sozialen Sicherung		
Träger	**Wirkprinzip**	**Gestaltungsprinzip**
Gesetzliche Krankenversicherung	Versicherungsprinzip	Solidaritätsprinzip
Private Krankenversicherung	Versicherungsprinzip	Äquivalenzprinzip
Gesetzliche Rentenversicherung	Versicherungsprinzip	Solidaritätsprinzip
Private Altersvorsorge	Versicherungsprinzip	Äquivalenzprinzip
Arbeitslosenversicherung	Versicherungsprinzip	Solidaritätsprinzip
Gesetzliche Unfallversicherung	Versicherungsprinzip	Solidaritätsprinzip
Private Unfallversicherung	Versicherungsprinzip	Äquivalenzprinzip
Kriegsopferversorgung	Versorgungsprinzip	Solidaritätsprinzip
Sozialhilfe	Fürsorgeprinzip	Subsidiaritätsprinzip

Abbildung 2: Prinzipien der sozialen Sicherung in Deutschland [6]

---

6 Amelung, Volker / Brasseit, Ute / Mosebach, Kai (2004): Grundfragen der sozialen Sicherung und des sozialen Rechts: Medizinische Hochschule Hannover, im Juni 2004: http://www99.mh-hannover.de/institute/epi/arbeitsschwerpunkte/as7/Script3_gesek.pdf (Stand: 25.02.2009)

Die Ziele für ein Gesundheitssystem in der wissenschaftlichen Literatur[7] umfassen:

- Chancengleichheit (Zugang zu Gesundheitsleistungen)
- Leistungsfähigkeit (schnelle und wirksame Behandlung)
- Bedarfsgerechtigkeit (Problem der Beeinflussung der Nachfrage durch die Anbieter)
- Wirtschaftlichkeit (Verhältnis von Kosten und Nutzen)
- Finanzierbarkeit (Preisbildung und Leistungsinanspruchnahme).

2.2 Akteure

Empirische Untersuchungen wie z.B. von Ahrens haben jedoch gezeigt, dass strukturelle Merkmale des Sozialsystems ebenfalls Einfluss auf gesundheits-bezogenes (Risiko-)Verhalten haben und als ausschlaggebend für die soziale und gesundheitliche Ungleichheit gesehen werden können.[8] In den europäischen Gesundheitssystemen ist seit den 1990er Jahren ein Trend zur Ausrichtung des Gesundheitssystems auf Patienten und Bürger zu beobachten. In den Fokus wird dabei der zu beachtende Patient bzw. der mitberechtigte Bürger, gestellt.

Die Finanzierungsprobleme im Gesundheitssystem lösen immer wieder Debatten über das Thema der Verantwortungszuweisung aus. Kühn weist darauf hin, dass es sich bei diesen Debatten nicht um die Verantwortung gegenüber dem „Selbst" sondern des „Selbst" gegenüber dem politisch-ökonomischen Status quo handelt.[9] Eine empirische Studie von Schubert-Lehnhardt et al. weist deutlich darauf hin, dass die Bürger die Verantwortung nicht einzig und alleine am Staat sehen.[10] Aus

---

7 Vgl. Oggier, Willy (2001): Vorteile einer Einheitskasse: Schlussbericht im Auftrag des Bundesamtes für Sozialversicherung - Schweiz -, Zürich:
http://www.bsv.admin.ch/dokumentation/medieninformationen/archiv/presse/2003/d/03052801.pdf (Stand: 25.02.2009)
Vgl. Grabka, Markus (2004): Alternative Finanzierungsmodelle einer sozialen Krankenversicherung in Deutschland – Methodische Grundlagen und exemplarische Durchführung einer Mikrosimulationsstudie: Dissertation, TU Berlin, S. 60.
8 Vgl. Ahrens, Dieter (2004): Gesundheitsökonomie und Gesundheitsförderung - Eigenverantwortung für Gesundheit? In: Gesundheitswesen: 66 (4), S. 213 - 221
9 Vgl. Kühn, Hagen (1999): Selbstverantwortung in der Gesundheitspolitik, in: Jahrbuch für Kritische Medizin 1999, 30: S. 12ff
10 Vgl. Schubert-Lehnhardt, V. / Gibas, Ch. / Möbest, B. (1998). Gesundheit im Spannungsverhältnis von individueller und gesellschaftlicher Verantwortung, in: ETHICA 6 (1998) 2. S. 115 - 139

der Studie könnte dennoch abgeleitet werden, dass der Staat bzw. die Politik als wesentliche Basis zur Ermöglichung der Versorgung gesehen wird.

Eine Idealvorstellung eines Gesundheitssystems zeigt die nachfolgende Abbildung, aus der sich eine gleichmäßig verteilte Beteiligung verschiedener Akteure ablesen lässt:

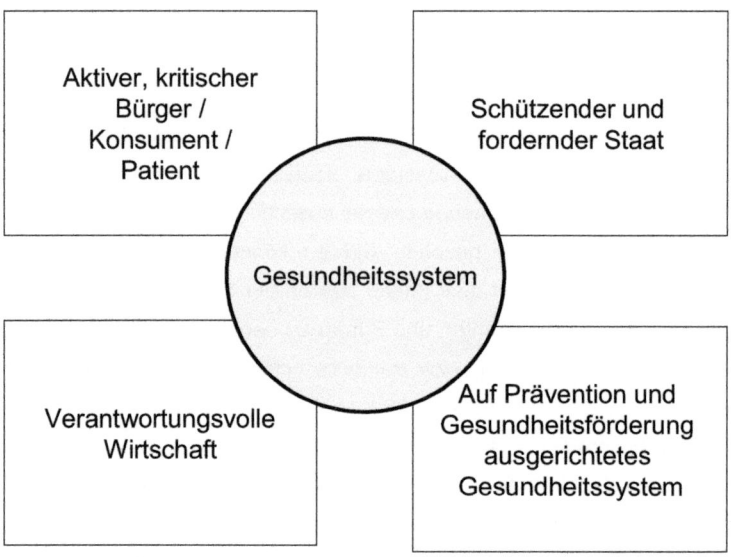

Abbildung 3: Beteiligte Akteure am Gesundheitssystem[11]

Die Abbildung 3 verdeutlicht, dass die verschiedenen Aufgabenkreise interagieren sollten. Ein modernes Gesundheitssystem sollte nach Kickbusch et al. bewusst auf Synergieeffekte zwischen dem Handeln im öffentlichen Gesundheitssystem, in der medizinischen Versorgung, in explizit auf Gesundheit ausgerichteten Aktivitäten in anderen Politiksektoren aufbauen, sowie auch der Wirtschaft und den zahlreichen privaten und nicht-staatlichen Handlungsträgern eine wichtige

---

11 Kickbusch, I. / Maag, D. (2006): Die Gesundheitsgesellschaft, Megatrends der Gesundheit und deren Konsequenzen für Politik und Gesellschaft, in: Kickbusch (Hrsg), Gamburg: Verlag für Gesundheitsförderung, S. 51

Rolle zukommen lassen.[12] Mit der Abbildung 4 sollen die Beteiligungsebenen und die wesentlichen Institutionen im deutschen Gesundheitssystem dargestellt werden:

Beteiligungs-Ebenen	Institutionen / Entscheidungskontexte
Makro-Ebene	übernationale Ebene: Europäische Union Weltorganisationen
	politische Entscheidungsgremien der Gesundheitspolitik auf nationaler, regionaler und kommunaler Ebene
	Entscheidungsgremien der funktionalen Selbstverwaltung auf nationaler Ebene
	Spitzenverbände
Meso-Ebene	ggf. regionale Kooperationsformen wie z.B. regionale Gesundheitskonferenzen
	ggf. lokale Kooperationsformen, Netze, Kommunen
	Landesverbände, Kammern
	Krankenkassen
	Organisationen der Leistungserbringung (Krankenhäuser, Gesundheitszentren)
Mikro-Ebene	Versorgungsverläufe, Patientenkarrieren
	einzelne Leistungserbringer, Einzeleinrichtungen (im unmittelbaren Patientenkontakt)
	Konfliktfälle, Schlichtungsstellen für Arzthaftungsfragen
	Arzt-Patient-Beziehung, Therapieentscheidung

Abbildung 4: Beteiligungsebenen und Institutionen[13]

Erstmals in der deutschen Sozialgeschichte - Gesundheitsreform 2007 (im Wesentlichen am 01.04.2007 in Kraft getreten) - besteht für alle Bürger die Pflicht, eine Krankenversicherung abzuschließen.[14] Somit bilden die Krankenkassen das Herz des Gesundheitssystems ab. Dadurch lässt sich die folgende Interaktion zwischen den Akteuren im Gesundheitssystem abbilden:

---

12 Kickbusch 2006, S. 52
13 Vgl. N.N. (2002): SVRKAiG (Sachverständigenrat für die Konzertierte Aktion im Gesundheitswesen) - Bedarfsgerechtigkeit und Wirtschaft-lichkeit, in Gutachten 2000/2001 Bd. I: Zielbildung, Prävention, Nutzerorientierung und Partizipation, Baden-Baden: Nomos, Tab. 27, S.322.

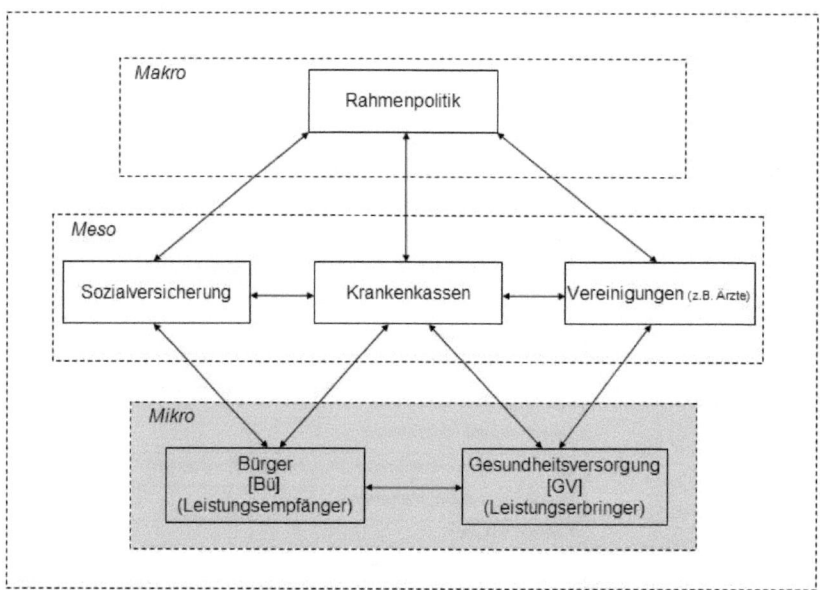

Abbildung 5: Interaktionen der Akteure im deutschen Gesundheitssystem

Die Abbildung 5 stellt eine Betrachtungssicht des deutschen Gesundheitssystems dar, die als Vorraussetzung zur Optimierung der Schnittstelle Bü-GV einbezogen wird. Diese geschaffene Voraussetzung soll im Zuge einer theoretischen Auseinandersetzung ergänzt und wird mit der vorliegenden Arbeit für die Abarbeitung der Modellentwicklungsschritte (Abbildung 1) endgültig festegelegt.

---

14 Klinghuber, A. / Kümmerle, M. (2008): Gesundheitsökonomie, Gesundheitssystem, öffentliche Gesundheitspflege, in: Schaps, Klaus-Peter / Kessler, Oliver / Fetzner, Ulrich (Hrsg.): Das Zweite - kompakt. Querschnittsbereiche - GK 2, Heidelberg: Springer Verlag, S. 64

3   IT-Beratung zur Optimierung der Schnittstelle Bü-GV

Zusammenfassend ist die Anforderung an der Systemdarstellung, die folgenden Bereiche in einen Zusammenhang zu bringen:

- Gesundheitsversorgung (Leistungserbringer)
- Bürger (Leistungsempfänger)
- Schnittstelle Bü-GV (Ergebnisvariable)
- IT-Beratung im Gesundheitssystem (Einflussgröße)

3.1   Basistheorie zur Systemdarstellung

Aus der Abbildung 5 im Bezug auf die Kommunikation zwischen Bürger und Gesundheitsversorgung wird abgeleitet, dass eine Individualtheorie (z.B.: Theorie, die von einzelnen Menschen ausgeht) oder eine Kollektivtheorie (z.b.: Theorie, die von ganzem der Gesellschaft ausgeht) als Methodologie angewendet werden kann. Die anzuwendende Theorie soll zur Analyse und Beschreibung auch eine Theorie sein, die systemorientiert ist. Hierfür können die Theorien von Parson (Handlung als konstitutive Elemente sozialer Systeme) oder von Luhmann (Kommunikation als konstitutive Elemente sozialer Systeme) in Betracht kommen. Allerdings ist nicht auszuschließen, dass andere Theorien auch geeignet sein können. Die Abbildung 6 soll die bedeutenden soziologischen Theorien in ihren Einsatzgebieten darstellen.

	Verstehen	Erklären
Makro	M. Weber	T. Parsons N. Luhmann
Mikro	G. H. Mead H. Garfinkel	(Rational-Choice) R. Axelrod / G. Becker / S. Lindenberg

Abbildung 6: Bedeutende soziologische Theorien[15]

---

15 Vgl. N.N. (2008): Westfälische Wilhelms-Universität Münster - Soziologische Theorien II. Erklärendes Paradigma. Vom Strukturfunktionalismus zum funktionalen Strukturalismus oder Von Talcott Parsons zu Niklas Luhmann, http://egora.uni-muenster.de/soz/personen/bindata/eickelpasch_gk_system.pdf (Stand: 25.02.2009)

Die Systemtheorie erleichtert außerdem als abstrakte Sprache generell Objektivierung und somit unbeeinflusste Modellbildung. Das wesentliche Unterscheidungsmerkmal zwischen den Theorien von Luhmann und Parsons ist, dass auch Personen nicht als Handelnde wie bei der Theorie von Parson bestehen, sondern bei Luhmann als von der Kommunikation konstruierte Einheiten bzw. Identifikationspunkte.[16] nach Luhmann wird ein System durch Kommunikation gebildet. Da die Systemtheorie nach Luhmann eine Erweiterung und Neuformulierung der Systemtheorie nach Parsons ist (vom Strukturfunktionalismus „Parsons" zum funktionalen Strukturalismus „Luhmann"), ist Luhmanns Theorie die Grundlage zur Darstellung der IT-Beratung im Gesundheitssystem in dieser Arbeit.

3.2 Luhmanns Systemtheorie in Bezug auf die Problemstellung

Warum ist die Schnittstelle BÜ-GV trotz vieler Forschungen im Gesundheitssystem konzeptionell unzureichend gestaltet, um darauf zielgerichtet Einfluss zu nehmen? Mit der Voraussetzung, dass Organisationen des Gesundheitssystems als soziale Systeme zu betrachten sind, kann diese Frage erklärt werden. Eine Erklärung mit Bezug auf Luhmanns Systemtheorie ist folgende: Organisierte Sozialsysteme sind sehr komplex, um vollständig verstanden werden zu können.[17] Diese Erklärung basiert auf Steuerung, Dynamik oder Logik von Organisationen (oder Systemen) in sich selbst.

3.3 Begriff Optimierung in der Forschungsfrage

Optimierung in dieser Arbeit soll sich durch Komplexitätsreduktion nach Luhmann ausdrücken. Ziel der Komplexitätsreduktion ist es, die Fähigkeit eines Systems zur Entsprechung der Umweltkomplexität zu verbessern bzw. nahezu konstant zu halten und gleichzeitig die eigene Komplexität des Systems zu verringern. Hierzu stehen verschiedene Methoden bereit, die in der Regel jedoch lediglich eine

---

16 Vgl. Luhmann, Niklas (1992): Die Wissenschaft der Gesellschaft, in: Suhrkamp Taschenbuch Wissenschaft 1001, Frankfurt am Main: Suhrkamp Verlag, S. 33 f.; S. 59
17 Vgl. Luhmann, Niklas (2000): Die Politik der Gesellschaft, Frankfurt am Main: Suhrkamp Verlag

Aufzählung unterschiedlicher Einzeleinsätze darstellen[18] oder nicht auf der Idee der selektiven Komplexität basieren.[19]

Luhmann entwickelte geeignete Strategien zur Komplexitätsreduktion. Grundsätzlich gilt, dass die Anpassung des Systems an die Umwelt entweder durch Beeinflussung der Umwelt durch das System oder durch Änderung des Systems selbst erfolgen kann.[20] Im Gegensatz zu den vorhandenen Einzeldarstellungen liefert Luhmann auf dieser Basis eine einheitliche und umfassende Systematik von Methoden zur Anpassung des Systems und somit zur Komplexitätsreduktion.[21] Die Strategien zur Reduktion von Komplexität umfassen Subjektivierung, Institutionalisierung, Umweltdifferenzierung, Innendifferenzierung und Optimierung der Unbestimmtheit. Diese Grundstrategien müssen allerdings in einer Kombination gesehen werden, so dass keine der Strategien für sich genommen in der Lage ist, Komplexität zu reduzieren. Sie bieten isoliert lediglich die Redefinition der Problematik, die die Chancen zur Komplexitätsreduktion erhöht.[22]

Ziel der Optimierung in Bezug auf die Forschungsfrage ist die IT-Beratung strategisch in das Gesundheitssystem zu integrieren, denn Komplexitätsreduktion bedeutet einen Ausschnitt der Umwelt zu eigenem Vorteil mit zu gestalten.[23] Die IT-Beratung als Umwelt soll durch das System beeinflusst werden, was als Grundsatz zur Komplexitätsreduktion nach Luhmann gilt. Dabei ist die IT-Beratung so zu gestalten, dass die Anzahl von interoperablen Lösungen in der Schnittstelle BÜ-GV erheblich steigert.

„Komplexitätsreduktion ist ein Instrument des Kostenmanagements. Kostenmanagement bedeutet auch, die Effizienz und Effektivität zu überprüfen

---

18 Vgl. Bliss, Christoph (2000): Management von Komplexität. Ein integrierter, systemtheoretischer Ansatz zur Komplexitätsreduktion, Wiesbaden: Gabler, S. 171f
19 Kerridge, D. / Kerridge, S. (1997): „Managing Complexity", in Journal for Quality and Participation, Vol. 20, No. 2, S.60-65
20 Vgl. Luhmann, Niklas (1999a): „Funktionen und Folgen formaler Organisation"; Berlin: Duncker und Humblot, 1999, S. 137
21 Bliss 2000, S. 172f
22 Vgl. Luhmann, Niklas (1999b): Zweckbegriff und Systemrationalität. Über die Funktion von Zwecken in sozialen Systemen, Frankfurt a. M.: Suhrkamp, S. 181ff

und alle wertschöpfenden Aktivitäten auf deren direkten oder indirekten Kundennutzen hin zu überprüfen.[24] Komplexitätsreduktion zielt auch auf Qualitätsverbesserung, Innovationsförderung sowie Zeitersparung.[25]

„Ansatzpunkte zur Komplexitätsreduktion bieten neben der Verwendung von Standards auch organisationsinterne Vereinheitlichungen von Schnittstellen, wenn dadurch der im Unternehmen insgesamt benötigte Aufwand bzw. Kosten zu deren Absicherung gesenkt werden kann.[26] Auf das Gesundheitssystem bezogen, kann Komplexitätsreduktion durch Spezialisierung und Standardisierung von Prozessen erreicht werden.[27]

---

23 Luhmann, Niklas (1984): Soziale Systeme. Grundriss einer allgemeinen Theorie, Frankfurt am Main: Suhrkamp Verlag, S. 22ff
24 Heiß, Marianne (2004): Strategisches Kostenmanagement in der Praxis: Instrumente - Maßnahmen – Umsetzung: Gabler Verlag, S. 9
25 Schonert, Torsten (2008): Interorganisationaler Wertschöpfungsnetzwerke in der deutschen Automobilindustrie: Gabler Verlag , S. 203
26 Godschalk, David (2007): Computer Related Occupational Deviance. Ein Mehr-Ebenen-Modell zur Erklärung und Prävention: Vs Verlag, S. 197
27 Vgl. Plag, Martin (2007): Veränderungsmanagement in Bundesministerien. Eine empirische Untersuchung auf Basis multipler Fallstudien: Gabler Verlag, S. 69

4   Theoretische Zusammenfassung zur Systemdarstellung

Die Systemtheorie nach Luhmann ist eine soziologische Theorie mit einer allgemein Gültigkeitsambition, mit deren Unterstützung die Gesellschaft der Menschen als komplexes System und wiederum aus Untersystemen erfasst und auf diese Weise umfassend erklärt werden soll. Nach Luhmann *„bestehen Systeme nicht aus Menschen, auch nicht aus Handlungen, sondern aus Kommunikationen".*[28]

Das festgelegte System in dieser Arbeit entsteht durch Kommunikation zwischen Bürger und Gesundheitsversorgung. Diese Kommunikation bildet die Schnittstelle Bü-GV, die es zu optimieren gilt. Die Elemente der Systeme sind nach Luhmanns Annahme Kommunikationen und Handlungen konkretisieren demnach Kommunikationen. Anders ausdrückt, kann Kommunikation charakterisiert werden als Handlungen, die in einem System (bzw. Gesundheitssystem) eine Bedeutung haben. Im Bezug auf die Schnittstelle Bü-GV wird die Kommunikation durch folgende Handlungen konkretisiert: die elektronische Fallakte (eFA), die elektronische Patientenakte (ePA) und die elektronische Gesundheitsakte (eGA). Beobachtbar ist nach Luhmann jedoch nicht die Kommunikation, sondern lediglich die Handlung, die allerdings Teil der Kommunikation ist. Diese Erkenntnis wird in dieser Arbeit übertragen.

4.1   Beobachter-System-Umwelt

Nach Luhmanns geht es bei der Systemtheorie fundamental um das Trio Beobachter-System-Umwelt. Beobachten ist die Gesamtheit von Unterscheiden und Bezeichnen. Beobachten erfolgt, sobald aus der Feststellung eines Unterschieds [Differenz] ein System eine Information [Bezeichnung] gewinnen oder verarbeiten kann.

---

28 Vgl. Luhmann, Niklas (1986): Ökologische Kommunikation. Kann die moderne Gesellschaft sich auf ökologische Gefährdungen einstellen? Opladen: VS Verlag für Sozialwissenschaften, 4. Aufl., S.269

In diesem Zusammenhang stellt die Differenz von System und Umwelt die Grundlage in der Systemtheorie nach Luhmann dar.[29] Umwelt ist alles, was nicht zum jeweiligen System gehört. Die Grenze zur Umwelt entsteht durch Operationen des Systems. Die Umwelt arbeitet daran, dass das System sich nicht vollständig selbst abschafft. Aus diesem Grund ist es notwendig, sich mit der Umwelt zu beschäftigen, die in diesem Kontext mit IT-Beratung gegeben ist. Die Umwelt (IT-Beratung) differenziert sich von dem System durch mangelnde gesetzliche Regulierung bzw. durch die Tatsache, dass IT-Beratung im Wesentlichen keine Standards, Zertifizierungen oder Richtlinien gesetzlich unterworfen ist.

4.2   Interpretation

In einem ersten Schritt gibt Luhmann einen Beobachter vor, der seine Beobachtungssicht generell frei bestimmen kann. In Bezug auf diese Arbeit nimmt der Autor die Rolle des Beobachters ein. Hat der Autor eine Sicht für seine Beobachtung bestimmt, ist diese Position fest (Abbildung 5). Die Abbildung 5 ist das, was der Autor genauer beobachtet. Die Bezeichnung der Autor als „System" und ist allerdings die freie Entscheidung des Autors. In dieser Arbeit bildet das System: Gesundheitsversorgung und Bürger in Kommunikation. Das System ist in der Folge „ein konkreter Ausschnitt aus der physischen Realität, in dem Kommunikationen stattfinden ..."[30] Diese Kommunikation wird mit der Schnittstelle Bü-GV gebildet. Durch die Bestimmung eines Systems definiert der Autor zwangsläufig den dritten Bestand des oben erwähnten Trios; nämlich die Umwelt. Die Umwelt stellt in dieser Arbeit die IT-Beratung dar. Zusammenfassend lässt sich die Anforderung an das Lösungsmodell, die die folgenden Bereiche in einem Zusammenhang zu bringen verlangt, mit Hilfe der Systemtheorie nach Luhmann wie folgt interpretieren:

---

29 Vgl. Baraldi, Claudio / Corsi, Giancarlo / Esposito, Elena (1999): GLU - Glossar zu Niklas Luhmanns Theorie sozialer Systeme, in: Suhrkamp Taschenbuch Wissenschaft 1226 (Hrsg), Frankfurt am Main: Suhrkamp Verlag, S. 195.
30 Vgl. Bischof, Norbert (1998): Struktur und Bedeutung. Eine Einführung in die Systemtheorie für Psychologen, Bern/Göttingen/Toronto/Seattle: Huber Verlag, S. 13

- Beobachter
    - o Autor der vorliegenden Arbeit
- System
    - o Gesundheitsversorgung (Leistungserbringer „Teilsystem")
    - o Bürger (Leistungsempfänger „Teilsystem")
    - o Schnittstelle Bü-GV (Ergebnisvariable„regulierte Kommunikation")
- Umwelt
    - o IT-Beratung im Gesundheitssystem (Einflussgröße)

4.3 Voraussetzung zur Entwicklung eines Lösungsansatzes

Das System bzw. das Gesundheitssystem kann nachhaltig lediglich Stabilität bekommen, wenn es sich mit den Störungen in seinem Wahrscheinlichkeits-blickfeld beschäftigt und demzufolge aus diesen Störungen im Gesundheitssystem Information entsteht. Das folgende Ziel kann einen entscheidenden Beitrag dabei leisten: Entwicklung eines Beratungsansatzes, der für die Stabilisierung des Gesundheitssystems an E-Health anknüpft und auf die Schnittstelle Bü-GV ansetzt.

„IT-Beratung im Gesundheitssystem aus systemtheoretischer Perspektive"
Cyrille Herve Timwo Monthe
2009

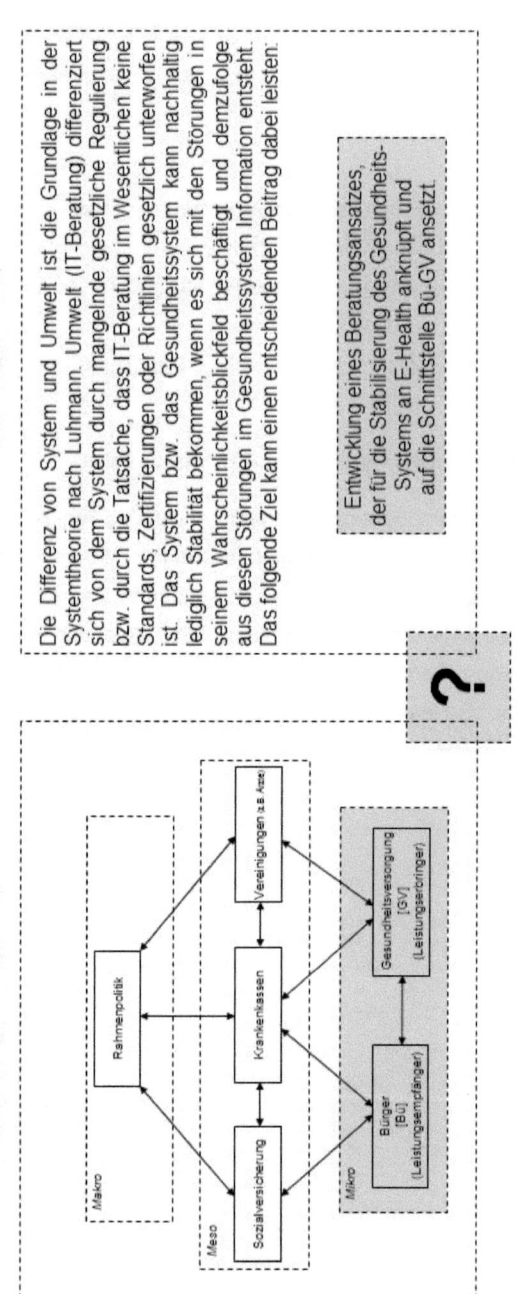

IT-Beratung (Umwelt)

Die Differenz von System und Umwelt ist die Grundlage in der Systemtheorie nach Luhmann. Umwelt (IT-Beratung) differenziert sich von dem System durch mangelnde gesetzliche Regulierung bzw. durch die Tatsache, dass IT-Beratung im Wesentlichen keine Standards, Zertifizierungen oder Richtlinien gesetzlich unterworfen ist. Das System bzw. das Gesundheitssystem kann nachhaltig lediglich Stabilität bekommen, wenn es sich mit den Störungen in seinem Wahrscheinlichkeitsblickfeld beschäftigt und demzufolge aus diesen Störungen im Gesundheitssystem Information entsteht. Das folgende Ziel kann einen entscheidenden Beitrag dabei leisten:

Entwicklung eines Beratungsansatzes, der für die Stabilisierung des Gesundheits-Systems an E-Health anknüpft und auf die Schnittstelle Bü-GV ansetzt.

Gesundheitssystem (System)

Abbildung 7: IT-Beratung im Gesundheitssystem aus systemtheoretischer Sicht

„IT-Beratung im Gesundheitssystem aus systemtheoretischer Perspektive"
Cyrille Herve Timwo Monthe
2009

Abbildungsverzeichnis

„IT-Beratung im Gesundheitssystem aus systemtheoretischer Perspektive"
Cyrille Herve Timwo Monthe
2009

Literaturverzeichnis

Ahrens, Dieter (2004): Gesundheitsökonomie und Gesundheitsförderung - Eigenverantwortung für Gesundheit? In: Gesundheitswesen: 66 (4), S. 213 - 221

Amelung, Volker / Brasseit, Ute / Mosebach, Kai (2004): Grundfragen der sozialen Sicherung und des sozialen Rechts: Medizinische Hochschule Hannover, im Juni 2004:
http://www99.mh-hannover.de/institute/epi/arbeitsschwerpunkte/as7/Script3_gesek.pdf (Stand: 25.02.2009)

Baraldi, Claudio / Corsi, Giancarlo / Esposito, Elena (1999): GLU - Glossar zu Niklas Luhmanns Theorie sozialer Systeme, in: Suhrkamp Taschenbuch Wissenschaft 1226 (Hrsg), Frankfurt am Main: Suhrkamp Verlag, S. 195

Bischof, Norbert (1998): Struktur und Bedeutung. Eine Einführung in die Systemtheorie für Psychologen, Bern/Göttingen/Toronto/Seattle: Huber Verlag, S. 13

Bliss, Christoph (2000): Management von Komplexität. Ein integrierter, systemtheoretischer Ansatz zur Komplexitätsreduktion, Wiesbaden: Gabler, S. 171f

Godschalk, David (2007): Computer Related Occupational Deviance. Ein Mehr-Ebenen-Modell zur Erklärung und Prävention: Vs Verlag, S. 197

Grabka, Markus (2004): Alternative Finanzierungsmodelle einer sozialen Krankenversicherung in Deutschland – Methodische Grundlagen und exemplarische Durchführung einer Mikrosimulationsstudie: Dissertation, TU Berlin, S. 60

Heiß, Marianne (2004): Strategisches Kostenmanagement in der Praxis: Instrumente - Maßnahmen – Umsetzung: Gabler Verlag, S. 9

Kerridge, D. / Kerridge, S. (1997): „Managing Complexity", in Journal for Quality and Participation, Vol. 20, No. 2, S.60-65

Kickbusch, I. / Maag, D. (2006): Die Gesundheitsgesellschaft, Megatrends der Gesundheit und deren Konsequenzen für Politik und Gesellschaft, in: Kickbusch (Hrsg), Gamburg: Verlag für Gesundheitsförderung, S. 51

Klinghuber, A. / Kümmerle, M. (2008): Gesundheitsökonomie, Gesundheitssystem, öffentliche Gesundheitspflege, in: Schaps, Klaus-Peter / Kessler, Oliver / Fetzner, Ulrich (Hrsg.): Das Zweite - kompakt. Querschnittsbereiche - GK 2, Heidelberg: Springer Verlag, S. 64

Kühn, Hagen (1999): Selbstverantwortung in der Gesundheitspolitik, in: Jahrbuch für Kritische Medizin 1999, 30: S. 12ff

Luhmann, Niklas (1984): Soziale Systeme. Grundriss einer allgemeinen Theorie, Frankfurt am Main: Suhrkamp Verlag, S. 22ff

Luhmann, Niklas (1986): Ökologische Kommunikation. Kann die moderne Gesellschaft sich auf ökologische Gefährdungen einstellen? Opladen: VS Verlag für Sozialwissenschaften, 4. Aufl., S.269

Luhmann, Niklas (1992): Die Wissenschaft der Gesellschaft, in: Suhrkamp Taschenbuch Wissenschaft 1001, Frankfurt am Main: Suhrkamp Verlag, S. 33 f.; S. 59

Luhmann, Niklas (1999a): „Funktionen und Folgen formaler Organisation"; Berlin: Duncker und Humblot, 1999, S. 137

„IT-Beratung im Gesundheitssystem aus systemtheoretischer Perspektive"
Cyrille Herve Timwo Monthe
2009

Luhmann, Niklas (1999b): Zweckbegriff und Systemrationalität. Über die Funktion von Zwecken in sozialen Systemen, Frankfurt a. M.: Suhrkamp, S. 181ff

Luhmann, Niklas (2000): Die Politik der Gesellschaft, Frankfurt am Main: Suhrkamp Verlag

N.N. (2002): SVRKAiG (Sachverständigenrat für die Konzertierte Aktion im Gesundheitswesen) - Bedarfsgerechtigkeit und Wirtschaft-lichkeit, in Gutachten 2000/2001 Bd. I: Zielbildung, Prävention, Nutzerorientierung und Partizipation, Baden-Baden: Nomos, Tab. 27, S.322

N.N. (2008): Westfälische Wilhelms-Universität Münster - Soziologische Theorien II. Erklärendes Paradigma. Vom Strukturfunktionalismus zum funktionalen Strukturalismus oder Von Talcott Parsons zu Niklas Luhmann, http://egora.uni-muenster.de/soz/personen/bindata/eickelpasch_gk_system.pdf (Stand: 25.02.2009)

Oggier, Willy (2001): Vorteile einer Einheitskasse: Schlussbericht im Auftrag des Bundesamtes für Sozialversicherung - Schweiz -, Zürich: http://www.bsv.admin.ch/dokumentation/medieninformationen/archiv/presse/2003/ d/03052801.pdf (Stand: 25.02.2009)

Plag, Martin (2007): Veränderungsmanagement in Bundesministerien. Eine empirische Untersuchung auf Basis multipler Fallstudien: Gabler Verlag, S. 69

Schonert, Torsten (2008): Interorganisationaler Wertschöpfungsnetzwerke in der deutschen Automobilindustrie: Gabler Verlag , S. 203

Schubert-Lehnhardt, V. / Gibas, Ch. / Möbest, B. (1998). Gesundheit im Spannungsverhältnis von individueller und gesellschaftlicher Verantwortung, in: ETHICA 6 (1998) 2. S. 115-139

Timwo Monthe, Cyrille Herve (2009a): Forschungsdefizit im Gesundheitssystem für die Optimierung der Schnittstelle Bürger - Gesundheitsversorgung (Bü-GV): Grin Verlag, S. 3-13

Timwo Monthe, Cyrille Herve (2009b): Forschungsmethodischer Ansatz zur Optimierung der Schnittstelle Bürger - Gesundheitsversorgung (Bü-GV) durch IT-Beratung: Grin Verlag, S. 12

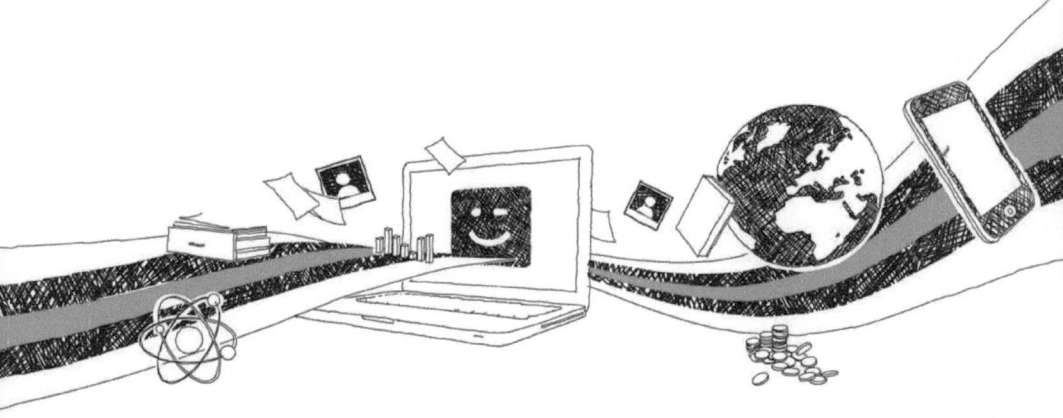
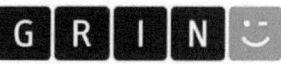